PUBLICATIONS DU *PROGRÈS MÉDICAL*

DES SONDES

ET

DE LEURS USAGES

PAR

Le Dr Henri PICARD

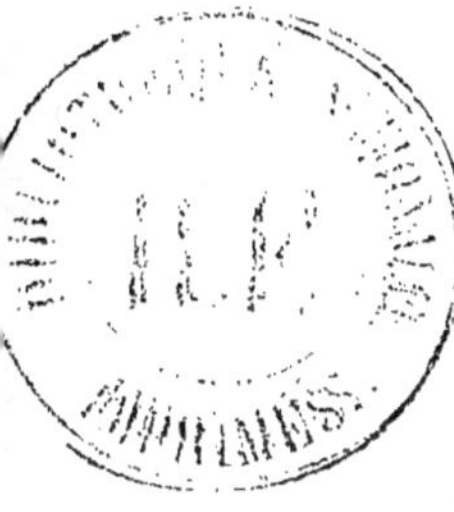

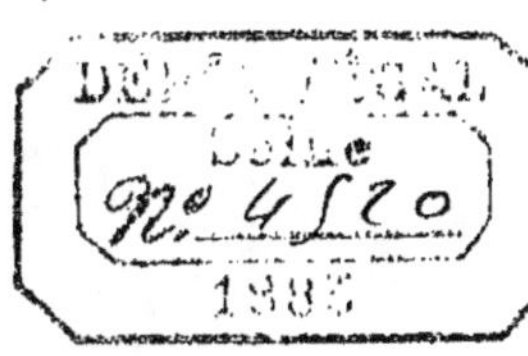

PARIS

Aux Bureaux du PROGRÈS MÉDICAL   A. DELAHAYE et E. LECROSNIER

LIBRAIRES-ÉDITEURS

14, rue des Carmes, 14   Place de l'École-de-Médecine

1885

DES SONDES

ET

DE LEURS USAGES

Les sondes sont des instruments ayant la forme de tiges cylindriques droites, courbes, coudées ou bi-coudées; mousses ou coniques, coupées ou renflées à leur extrémité vésicale. Les unes sont en métal et, par conséquent, *rigides;* les autres en gomme élastique, c'est-à-dire *flexibles.*

Les sondes sont destinées au traitement des maladies de la *vessie;* les unes servant à reconnaitre les affections de cet organe, les autres à les guérir. Les premières sont, par conséquent, des instruments de *diagnostic,* les secondes des instruments de *thérapeutique.*

Les sondes de *diagnostic,* nommées aussi d'une façon plus expressive sondes *exploratrices,* sont de métal : en maillechort ou en argent. La plus employée, longue de 32 centimètres environ, se compose d'une *poignée,* d'un *manche,* d'un *bec.* La *poignée* est formée d'un *tambour* ou *barillet* parfaitement cylindrique, long de 6 à 7 centimètres et d'un diamètre uniforme d'un centimètre et demi environ, disposition qui en rend le maniement très facile et permet de la tourner entre les doigts avec la plus grande commodité. En outre, sa surface quoique beaucoup plus étendue que le reste de la

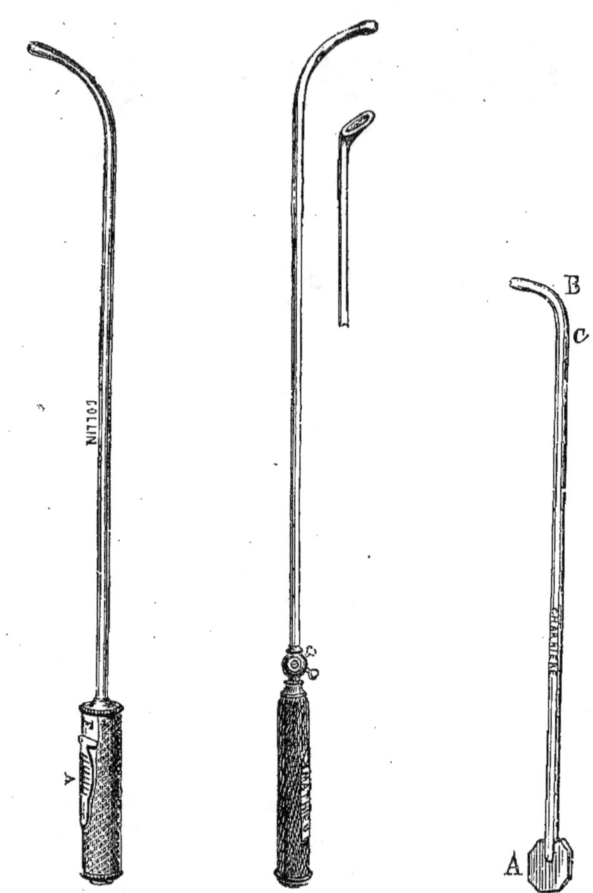

Fig. 1. — Sonde exploratrice. Le robinet s'ouvre et se ferme au moyen d'une plaque A, ce qui est un mauvais système.

Fig. 2 et 3. — Sonde exploratrice dont le robinet s'ouvre et se ferme au moyen d'un levier.

Fig. 4. — Sonde de Leroy (d'Etiolles). Elle est semblable à celle de Mercier ; seulement l'angle du bec de cette dernière est beaucoup plus aigu.

sonde, conduit nettement, jusqu'à la main, les sensations perçues par le bec. Cette poignée est percée d'un

bout à l'autre d'un tube faisant suite à celui du manche
permettant au liquide contenu dans la vessie d'en sortir
et à celui qu'on y veut injecter d'y arriver, l'orifice

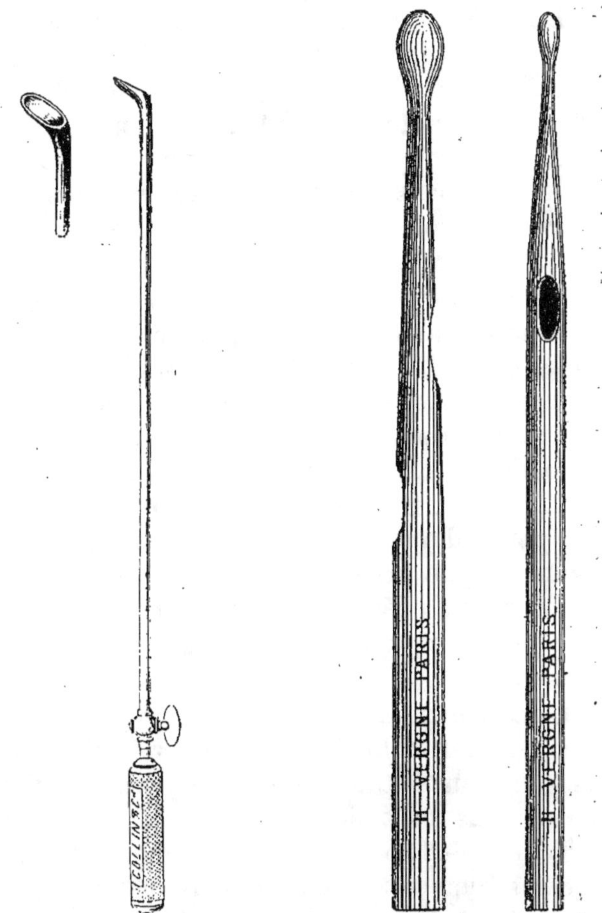

Fig. 5 et 6. — Instrument servant à repousser les fragments calculeux dans la vessie et que je donne pour représenter le mécanisme du robinet qui est le plus ancien, le plus simple et le meilleur.

Fig. 7 et 8. — Sondes coniques olivaires à un œil et à deux yeux.

externe de la poignée admettant parfaitement la canüle
d'une seringue.

A la jonction de la poignée et du manche, est adapté

un *robinet* qu'on peut ouvrir ou fermer, suivant qu'on désire laisser l'urine s'écouler au dehors, la maintenir dans la vessie ou y injecter du liquide. Ce robinet indique la position qu'occupe le bec dans la vessie.

Le *manche* intermédiaire au bec et à la poignée est un simple tube droit de quatre à cinq millimètres de diamètre dont la surface parfaitement polie lui permet de glisser sur celle de l'urèthre avec un frottement presque nul. Les parois de ce tube doivent être solides, pour résister aux pressions exercées sur elles, et minces de manière à laisser entre elles un canal aussi large que possible.

Le *bec*, long de quatre centimètres à peu près, forme, par rapport au manche, le quart d'un cercle de cinq centimètres de diamètre. Son extrémité, ce qu'on appelle la pointe du bec, est légèrement renflée et formée par un petit appendice entièrement plein, disposition grâce à laquelle les chocs deviennent plus distincts à l'oreille et à la main. Sur sa concavité, près du manche, le bec est percé d'un œil dont les bords doivent être aussi mousses que possible de manière à ne pas écorcher l'urèthre et à présenter une ouverture suffisante à l'écoulement des liquides, qu'ils sortent de la vessie ou qu'ils y entrent.

La courbure de ce bec, qui n'est pas trop brusque, lui permet de franchir l'urèthre assez facilement et son peu de longueur de tourner dans la vessie et d'en sentir les parois sans les accrocher.

Telle qu'elle vient d'être décrite, cette sonde est incontestablement un excellent instrument pour explorer la vessie et diagnostiquer la présence d'un calcul, quoique, dans quelques cas, il soit préférable de se servir d'un lithotriteur.

Mercier avait fait construire, pour l'exploration de l'orifice uréthro-vésical, une sonde à courbure brusque dite sonde *coudée*. C'est une sonde droite dans presque toute sa longueur; seulement, près de son extrémité vésicale, elle se recourbe, non pas en cercle, mais à angle un peu plus grand que le droit (100 à 110 degrés) de manière à former un bec de 12 à 16 millimètres. Un œil est percé sur la concavité de l'instrument à l'union du manche et du bec.

Le *manche*, aussi long que celui de la sonde précédente, a 32 centimètres environ ; mais son diamètre un peu plus grand, 6 millimètres, écarte davantage les parois de l'urèthre, disposition qui met mieux à l'abri des fausses routes. Le *pavillon* porte une *plaque* qui en forme la poignée, en rend le maniement facile et indique la position du bec dans la vessie. Cet instrument dont l'introduction est, le plus souvent, il faut bien le dire, assez difficile, offre l'avantage de pouvoir tourner dans la vessie en suivant exactement la face postérieure de l'orifice uréthro-vésical et de donner sur ses dispositions anatomiques des notions relativement vraies.

D'un autre côté, le coude que forme le bec avec le manche lui permet de surmonter, dans bien des cas, les obstacles prostatiques et d'éviter les fausses routes, la pointe du bec suivant toujours la paroi uréthrale supérieure.

A la jonction de la *poignée* et du *manche*, les fabricants adaptent ordinairement, comme à la sonde précédente, un robinet permettant ou interdisant le passage des liquides. Il y a différents systèmes pour ouvrir ou fermer les robinets ; mais le plus ancien doit être préféré, parce qu'il est plus commode et moins sujet à se fausser.

La sonde *évacuatrice* la plus en usage est la sonde de trousse ordinaire dont la description est à peine nécessaire. Large de 4 millimètres, longue de 32 cent. son bec percé de deux yeux latéraux, forme avec le manche 1/4 de cercle de dix centimètres de diamètre ; son manche, divisé en deux parties qui se vissent l'une sur l'autre, se termine par un pavillon un peu évasé sur les côtés duquel sont deux anneaux servant à la tenir,

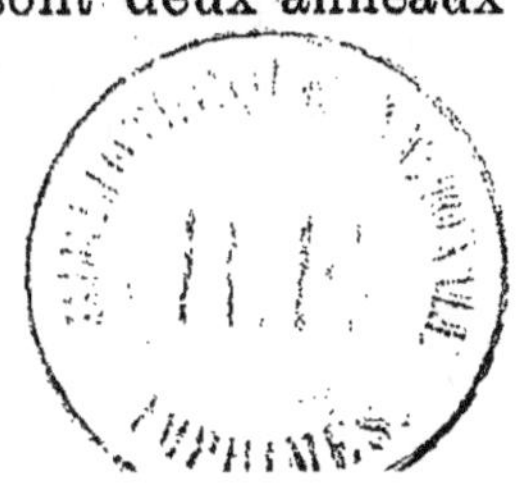

à la fixer et au besoin à reconnaître la position du bec dans la vessie. Le bec de cette sonde peut se dévisser et être remplacé par un bec beaucoup moins long et très

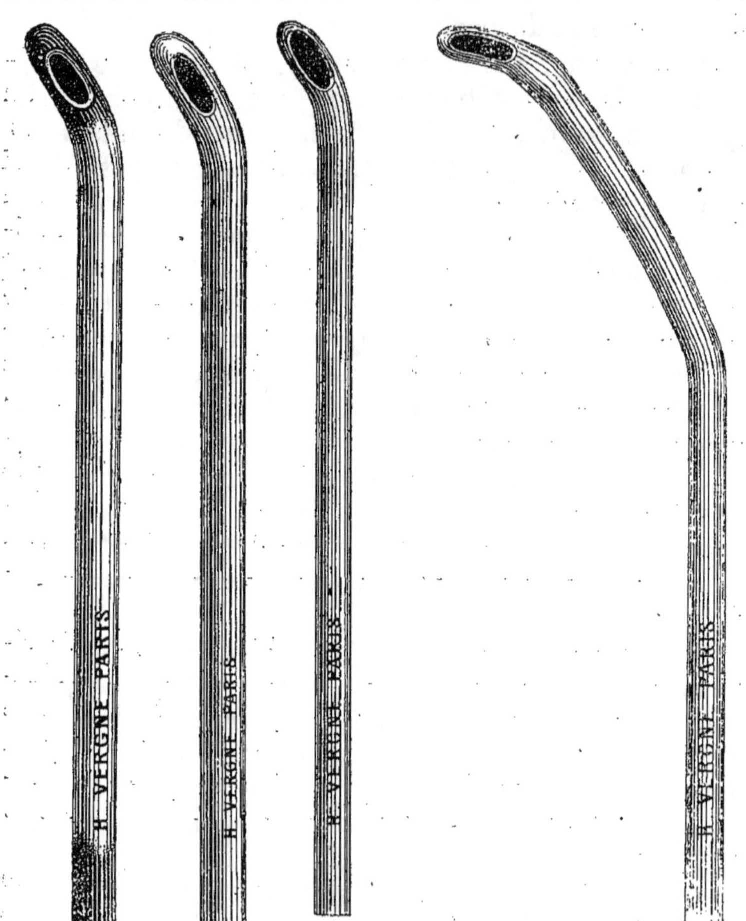

Fig. 9, 10 et 11. — Sondes à béquilles.   *Fig.* 12. — Sonde bi-coudée.

légèrement courbé qui en fait une sonde de femme.

Cette sonde si en faveur auprès du plus grand nombre des praticiens n'est bonne que pour la femme. Chez l'homme, c'est en général, on peut l'affirmer, un mauvais instrument, cause de beaucoup d'insuccès et de fausses routes.

La sonde évacuatrice la plus ordinaire doit être *flexible* ; le plus souvent en *gomme élastique* ; quel-

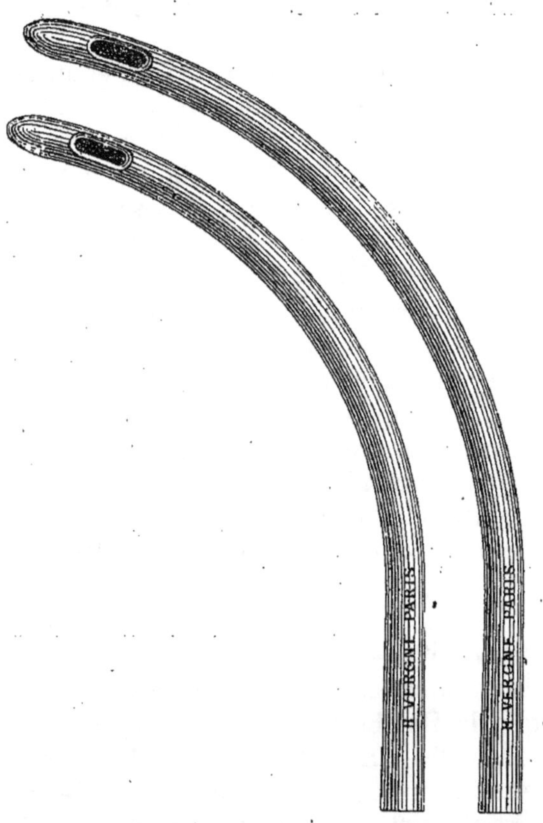

Fig. 13 et 14. — Sondes cylindriques à grande courbure (Gély)

quefois en *caoutchouc vulcanisé*; très rarement en métal. Sa forme variera, bien entendu, suivant les cas; mais, dans le plus grand nombre, c'est de la sonde droite conique olivaire qu'il faudra se servir parce qu'elle pénètre ordinairement, avec la plus grande facilité, dans la plupart des urèthres.

Les sondes coniques olivaires, constituent une série de 25 numéros, gradués comme les bougies de même forme, d'après la filière Charrière. Les plus minces, correspondant au n° 6 de cette filière ont, par conséquent, deux millimètres de diamètre, les plus volumineuses, larges d'un centimètre au pavillon, portent le n° 30.

Le praticien n'a donc que l'embarras du choix, d'autant plus que la fabrication étant aujourd'hui parfaite, les sondes les moins volumineuses sont aussi bien percées et résistantes que les grosses. Toutefois, le n° 15 sera préféré dans la majorité des cas, et, avec lui, on peut l'affirmer, si l'urèthre n'est pas rétréci, on parviendra toujours à le franchir.

Il est une autre espèce de sonde dont les avantages égalent ceux de la précédente et qui, chez les vieillards même, mérite la préférence. Ce sont les sondes à *béquille*, de *Mercier* ou des *vieillards*, suivant qu'on les désigne par leur forme, le nom de leur inventeur ou leurs usages. Formées d'un tube droit qui se recourbe à un centimètre de son extrémité vésicale, pour constituer le bec, elles sont d'égal diamètre d'un bout à l'autre. Il en existe d'ailleurs une série semblable aux précédentes, graduées sur la filière Charrière et allant du n° 6 au n° 30.

Si les sondes coniques olivaires sont commodes, parce que la flexibilité de leur bec leur permet de cheminer dans les sinuosités du canal, celles-ci offrent l'avantage de mettre, autant que possible, à l'abri des fausses routes, et cela, à cause de la disposition du bec que son angle empêche de buter dans le cul-de-sac du bulbe ou la prostate et relève de telle sorte que sa pointe suit la paroi supérieure de l'urèthre. Aussi, cette sonde convient-elle surtout aux vieillards dont la prostate est grosse et c'est d'elle, en effet, qu'ils se servent d'ordinaire pour se sonder. Son diamètre doit, toutefois, au niveau du bec surtout, répondre au n° 15, de manière à bien déplisser l'urèthre très flasque chez les hommes âgés.

Je dois faire, au sujet de la structure de cette sonde, une remarque importante : c'est que le bec en soit court, de manière à ne pas trop écarter les parois uréthrales et que l'angle qu'il forme avec le manche soit bien arrondi sur sa convexité, de manière à glisser facilement sur la paroi inférieure de l'urèthre. Qu'elle ait, en un mot, la forme de la sonde de Leroy d'Etiolles représentée ci-contre avec un bec moins long, à peine un centimètre.

Quelques prostates font en avant de l'orifice uréthro-vésical une saillie si proéminente que le bec de cette sonde n'étant pas assez relevé pour la surmonter et arriver dans la vessie, on est obligé d'avoir recours à la sonde *bi-coudée*. Cette sonde, dont la figure ci-jointe donne une idée plus exacte que toute description, est encore une invention de Mercier. Le double coude du bec le relevant considérablement, lui permet de surmonter la hauteur prostatique sur laquelle il glisse d'autant plus sûrement que ce n'est pas sa pointe, mais la partie s'étendant d'un coude à l'autre qui chemine sur la glande. On aura soin seulement, comme pour la sonde à coude unique, de choisir un numéro un peu fort, 15 ou 16, car il en existe une série semblable.

Les données anatomiques consignées par Gély (de Nantes) dans ses *études sur le cathétérisme curviligne*, ont confirmé les avantages des sondes à grande courbure. Olivaires cylindriques ou coniques, comme le montrent les figures, leur bec forme un quart de cercle de 9 centimètres de diamètre, pour les urèthres d'enfant, de 10 à 14 pour ceux des adultes ou des vieillards. Ces sondes, relativement faciles à introduire, sont certainement inférieures aux coniques olivaires ou à béquille dans les cas ordinaires et c'est seulement quand on n'aura pu franchir une prostate hypertrophiée avec la sonde coudée ou bi-coudée qu'on devra y avoir recours, et encore faudra-t-il préférer celle à bout complètement mousse qui déplisse mieux le canal.

Telle qu'elle vient d'être décrite, cette sonde peut

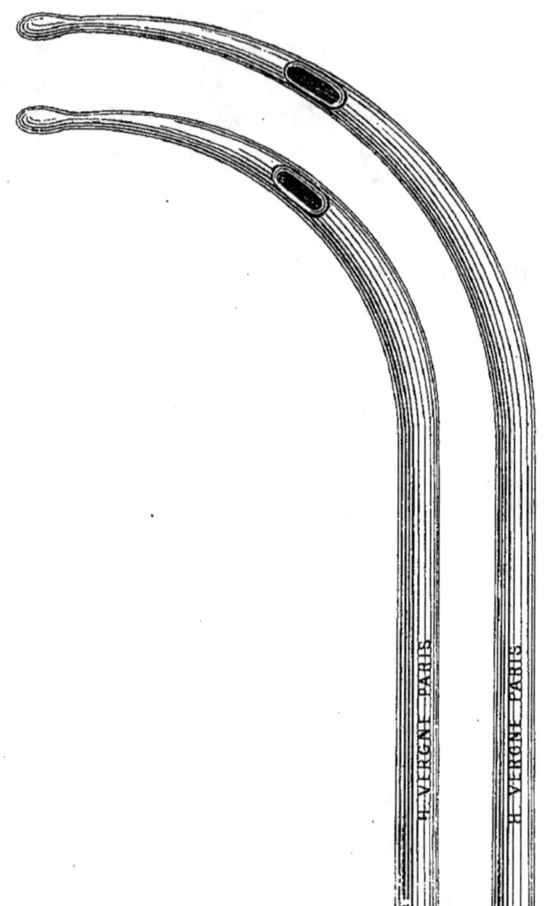

Fig. 15 et 16. — Sondes cylindriques coniques olivaires à grande courbure.

accrocher la paroi inférieure de la prostate, parce que la pointe n'en est point relevée. Reliquet a obvié à cet inconvénient en coudant le bec en forme de béquille à un centimètre de son extrémité. Cette disposition, certainement avantageuse, dans le cas particulier dont il s'agit, en rend, il ne faut pas se le dissimuler, le passage plus difficile dans la portion libre de l'urèthre.

D'un autre côté, avec le mandrin représenté ci-contre le praticien pourra, pourvu qu'il possède une sonde à béquille, lui donner la forme bi-coudée, cur-viligne ou courbe à béquille. On voit en quoi con-siste ce mandrin. C'est une tige de laiton assez flexi-ble ; sur la poignée glisse un cône de même métal qui entre à frottement dur dans le pavillon de la sonde où il se fixe solidement. La pointe se termine par une olive plus ou moins volumineuse qui remplit le bec de

Fig. 17. — Mandrin flexible au bec duquel on peut donner la forme coudée ou bi-coudée. L'olive de ce bec peut être remplacée par une autre plus ou moins volumineuse. Le curseur conique, mobile sur le mandrin, entre à frottement dur dans le pavillon de la sonde et une vis permet de le maintenir fixe.

cette même sonde. Il est clair que pour obtenir une sonde bi-coudée, il suffira d'introduire ce mandrin dans une sonde à béquille en lui faisant former un second coude et que, pour avoir une sonde courbe à béquille, on n'aura qu'à plier le mandrin de manière à ce qu'il décrive un cercle de 9 à 14 centimètres de diamètre, suivant l'âge du malade et le volume de la prostate.

Certaines sondes en gomme élastique ont une des-tination tout à fait particulière et spéciale à laquelle on a fait tout concourir dans leur structure. Telle est la sonde à bout coupé qu'on laisse à demeure, comme je l'ai dit, dans l'uréthrotomie interne. Après cette opéra-tion, on la glisse dans la vessie au moyen du *cathéthé-*

risme sur conducteur; c'est-à-dire qu'une bougie fine étant introduite dans l'urèthre et une tige métallique de même diamètre vissée sur son extrémité externe, on la fait passer dans l'intérieur de la sonde qu'on pousse jusqu'à la vessie. La bougie filiforme, surmontée de la tige métallique, peut être remplacée par un fouet en gomme élastique de même diamètre. Il est possible encore, comme je l'ai dit dans mon article sur les bougies, de remplacer la tige métallique par un solide fil de lin qu'on attache sur l'extrémité externe de la bougie et qu'on passe dans l'intérieur de la sonde coupée. Je ne ferai que rappeler le *cathétérisme à la suite* dont j'ai parlé à propos des bougies. Il consiste à visser sur une bougie filiforme, munie d'un pas de vis à son extrémité externe et introduite tout entière dans l'urèthre, une sonde conique, terminée à son extrémité vésicale par un pas de vis s'adaptant sur le précédent. Pour arriver dans la vessie, il suffit de pousser l'une sur l'autre. J'ai dit, et c'est exact, que les bougies étaient des instruments destinés au traitement des maladies de l'urèthre. Il existe cependant une *bougie mixte,* une sorte de *sonde-bougie,* la *bougie à boule percée* au sommet de la boule. Avec elle, on peut explorer l'urèthre et comme son tube est assez volumineux pour laisser passer une petite quantité d'urine, il permet de mesurer exactement sa longueur. Malheureusement, l'étroitesse de son conduit ne la rend que médiocrement utile pour vider la vessie, à moins qu'on ne se serve d'un numéro très élevé, aussi ne l'emploie-t-on que pour pratiquer des instillations intra-uréthrales.

Je ne m'étendrai pas sur les sondes à double courant, parce qu'elles ne donnent pas de résultats très avantageux, malgré la perfection avec laquelle on les fabrique aujourd'hui. Très fines et très souples, en effet, courbes, coudées ou bi-coudées, elles ont leurs conduits d'aller et de retour assez larges pour permettre l'écoulement des liquides et, malgré cela, leur fonctionnement laisse beaucoup à désirer.

Il n'en est pas de même des sondes en *caoutchouc vulcanisé* ou en *caoutchouc rouge*. M. Vergne, dont

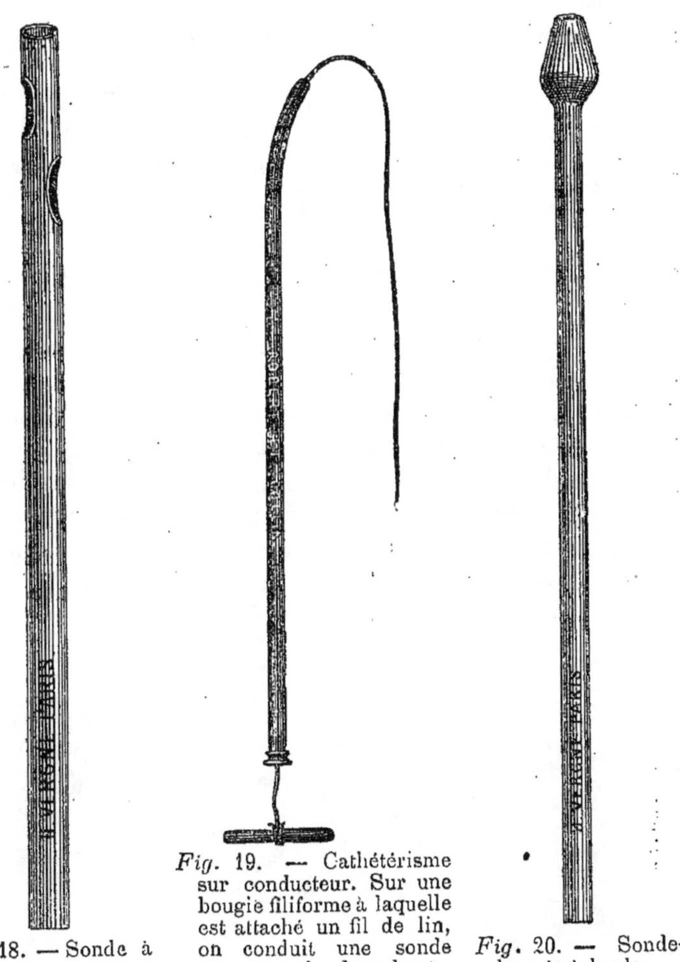

<table>
<tr><td>Fig. 18. — Sonde à
bout coupé.</td><td>Fig. 19. — Cathétérisme
sur conducteur. Sur une
bougie filiforme à laquelle
est attaché un fil de lin,
on conduit une sonde
percée par les deux bouts.</td><td>Fig. 20. — Sonde-
bougie à boule.</td></tr>
</table>

les sondes en gomme élastique résistent si longtemps à l'action désorganisatrice exercée sur elles par l'urine, a encore perfectionné ces dernières. Il est parvenu, tout en leur conservant leur solidité et leur souplesse primitives, à élargir leur canal et même à leur donner la forme en béquille qui facilite leur pénétration dans l'urèthre. Ces sondes que l'urine désorganise si difficilement offrent cet avantage précieux de posséder une souplesse incomparable qui permet aux malades de

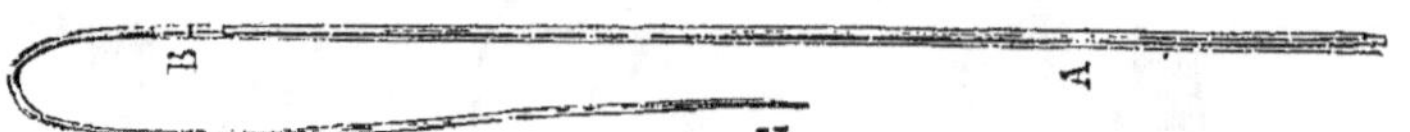

Fig. 21. — Cathétérisme à la suite. Sur une bougie filiforme, on visse une bougie ou une sonde qu'on pousse à sa suite dans la vessie où la bougie filiforme se replie.

se mouvoir sans difficulté, quand on les laisse à demeure.

Je ne dois pas terminer cet article sans dire un mot de la sonde pleine. Cet instrument, tiré de l'oubli où il était laissé depuis sir William Fergusson qui s'en servait il y a longtemps, est un cathéter plein, d'acier ou de maillechort, absolument semblable à la sonde exploratrice décrite au commencement de cet article. Plein, il ne peut laisser entrer ni sortir les liquides, mais lourd il transmet le choc avec plus de netteté et d'intensité et peut être utile au diagnostic des calculs.

PARIS. — IMP. V. GOUPY ET JOURDAN, 71, RUE DE RENNES.

www.ingramcontent.com/pod-product-compliance
Lightning Source LLC
LaVergne TN
LVHW021802030726
842523LV00003B/1167